AF459632

LA

MÉDICATION ARRHÉNIQUE

PAR

ARMAND GAUTIER

MEMBRE DE L'ACADÉMIE DES SCIENCES, DE L'ACADÉMIE DE MÉDECINE
DU COMITÉ D'HYGIÈNE PUBLIQUE ET DE SALUBRITÉ DE LA SEINE
PROFESSEUR A LA FACULTÉ DE MÉDECINE DE PARIS

MÉMOIRES

présentés à l'Académie de médecine, les 11 et 25 février 1902.

PARIS
MASSON ET Cie, ÉDITEURS
LIBRAIRES DE L'ACADÉMIE DE MÉDECINE
120, boulevard Saint-Germain

1902

Hommage de l'auteur.

LA

MÉDICATION ARRHÉNIQUE

J'appelle MÉDICATION ARRHÉNIQUE (*Voir page 8, note*) *toute médication par les préparations arsenicales organiques (cacodylates, méthylarsinates, etc.), dénuées de toxicité. Le qualificatif* ARRHÉNIQUE *permet de distinguer cette médication de l'ancienne* MÉDICATION ARSENICALE *qui emploie les composés toxiques et minéraux de l'arsenic.*

ARMAND GAUTIER.

LA

MÉDICATION ARRHÉNIQUE

PAR

ARMAND GAUTIER

MEMBRE DE L'ACADÉMIE DES SCIENCES, DE L'ACADÉMIE DE MÉDECINE
DU COMITÉ D'HYGIÈNE PUBLIQUE ET DE SALUBRITÉ DE LA SEINE
PROFESSEUR A LA FACULTÉ DE MÉDECINE DE PARIS

MÉMOIRES

présentés à l'Académie de médecine, les 11 et 25 février 1902.

PARIS
MASSON ET Cie, ÉDITEURS
LIBRAIRES DE L'ACADÉMIE DE MÉDECINE
120, boulevard Saint-Germain

1902

LA MÉDICATION ARRHÉNIQUE

PREMIER MÉMOIRE

SUR LE MÉTHYLARSINATE DE SOUDE OU ARRHÉNAL. SES APPLICATIONS THÉRAPEUTIQUES

La médication dite *cacodylique* est une arme savante qui permet au médecin de manier utilement, et sous une forme inoffensive, l'arsenic dont les applications thérapeutiques étaient jusque-là restées difficiles, incertaines et non sans danger. Les cacodylates et les autres composés arsenicaux organiques non toxiques, remplaceront désormais les anciens composés de l'arsenic minéral, dont ils permettent de multiplier les effets utiles, sans en avoir les propriétés nocives. On sait, en effet, aujourd'hui, que l'arsenic qu'on introduit dans l'économie sous forme de préparations minérales, passe d'abord tout entier dans les globules blancs mononucléaires, et particulièrement dans les grands mononucléaires à noyau irrégulier, cellules spéciales dans lesquelles il faut qu'il soit au préalable transformé, mis sous forme organique, et probablement albuminoïde, avant de pouvoir être utilisé par l'économie. Mais cette transformation ne peut se faire sans grand dommage pour les lymphocytes qui absorbent le poison, obligés qu'ils sont à ce travail préalable destiné à changer l'arsenic minéral et toxique en arsenic organique inoffensif (1). Les composés où l'arsenic est latent, au contraire, apportent aux globules blancs du sang l'arsenic organique tout prêt à être assimilé, privé d'avance de ses propriétés offensives.

Mais les cacodylates ont un grand inconvénient. Ils ne sauraient, sans danger, être longtemps administrés par la voie intestinale, en injection ou en lavements, transformés qu'ils sont partiellement dans le tube digestif en produits de réduction à odeur alliacée, très toxiques, qui fatiguent les malades, provoquent bientôt la dyspepsie et la gastrite et, passant dans le sang, congestionnent le rein jusqu'à produire souvent l'albuminurie. J'en ai publié déjà plusieurs cas, et bien d'autres médecins en ont observé comme moi. J'en donnerai plus loin de nouvelles preuves.

Au contraire, donnés en piqûres hypodermiques, les cacodylates sont parfaitement supportés, et l'on peut généralement faire accepter ce mode de traitement aux malades qui veulent absolument guérir : mais dans les affections chroniques, telles que la tuberculose, les maladies de peau, etc., où les piqûres de cacodylates doivent se poursuivre des mois et des années, chez les] enfants, les nerveux, etc., ces perpétuelles piqûres énervent les malades, qui s'en fatiguent et qui finissent par refuser quelquefois ce mode d'administration du médicament.

Les faits m'ont d'ailleurs démontré combien il est malaisé de convaincre entièrement les médecins de la nécessité d'utiliser exclusivement la voie hypodermique lorsque le traitement doit se prolonger. Les preuves que j'ai données du danger de l'emploi des cacodylates par la voie gastrique ne sont pas reproduites dans les extraits, forcément raccourcis, des journaux de médecine. Beaucoup de médecins, même instruits, les ignorent. Il y aura, d'ailleurs, toujours une tendance naturelle à revenir à l'emploi d'un médicament par la bouche, surtout si ses effets malfaisants secondaires ne sont pas immédiats, s'ils sont voilés, comme c'est ici le cas, par une action thérapeutique momenta-

(1) Aussi, je ne puis comprendre l'insistance de quelques médecins qui persistent encore à recourir à la liqueur de Fowler, aux préparations d'arsenic minéral, solubles ou insolubles, en solution ou suspension dans des véhicules huileux, gommeux, etc., au grand détriment des malades que ces préparations fatiguent et qui ne peuvent sous cette forme, parvenir à absorber sans danger, les doses utiles de médicament (Voir *Semaine Médicale*, 27 mars 1901, p. 104).

nément avantageuse. C'est ainsi qu'au détriment de la méthode et de l'intérêt des malades, beaucoup de personnes donnent encore les cacodylates par la bouche (1).

Je me suis donc demandé s'il n'existerait pas, ou si l'on ne pourrait pas obtenir, des produits arsenicaux non vénéneux qui, tout en jouissant de la puissance thérapeutique des cacodylates, n'exigeraient cependant pas comme eux la voie hypodermique. Dans cet ordre d'idées, il était naturel de songer d'abord aux corps arsenicaux organiques de constitution analogue à celle des cacodylates. Le plus simple de tous ces composés, celui qui se rapproche le plus des cacodylates, sans être de leur famille, est le méthylarsinate disodique $AsCH^3O^3Na^2, 2H^2O$, corps obtenu déjà depuis quelques années mais dont on n'avait tiré jusqu'ici aucun parti.

Avec mon préparateur actuel, M. Mouneyrat, nous avons observé qu'en effet le méthylarsinate disodique était presque dénué de toxicité et, poursuivant l'étude de cette question au point de vue chimique, nous avons obtenu un certain nombre d'autres corps nouveaux où l'arsenic est uni à divers radicaux organiques. Ils feront le sujet d'une publication ultérieure.

Le méthylarsinate disodique $AsCH^3O^3Na^2, 2H^2O$ fait plus particulièrement l'objet du présent travail.

Sachant, comme je viens de le dire, qu'il était presque inoffensif pour les animaux, je l'ai essayé d'abord sur moi-même en injections hypodermiques et par la bouche, puis sur divers patients.

Ce sel est doué de propriétés médicamenteuses très remarquables j'en examinai avec prudence les effets sur quelques malades. Le premier fut un jeune enfant de quatre ans et demi, fils d'un de mes serviteurs, inutilement traité depuis plus de

(1) L'année dernière, durant un court séjour que je faisais en août dans une ville du Midi de la France, j'eus l'occasion de donner à divers médecins, qui me les demandaient, des indications précises et verbales sur les inconvénients des cacodylates pris par la bouche et sur la nécessité de la voie sous-cutanée. Quelques mois après, repassant au même endroit, le hasard me fit tomber sous les yeux plusieurs ordonnances de ces mêmes confrères, d'ailleurs fort instruits, anciens internes, anciens chefs de clinique, médecins d'hôpitaux, etc. Presque tous ordonnaient de nouveau les cacodylates sous forme de pilules ou de potions, objectant que leurs malades n'acceptaient pas volontiers les injections hypodermiques, et qu'il n'y avait pas nécessité absolue de leur refuser l'usage, même par la voie buccale, d'un médicament aussi avantageux.

quatre mois, dans une des cliniques spéciales de Paris, pour une taie de la cornée transparente empêchant toute vision de l'œil droit. Il fut guéri en moins de sept semaines par le méthylarsinate sodique. Ce médicament avait été donné par la bouche, à ce petit malade, à la dose de 30 milligrammes par jour avec arrêt de sept en sept jours, sans occasionner ni gastrite, ni dyspepsie, ni odeur alliacée de l'haleine ou de la sueur. Ce premier succès m'encourageant, j'employai le méthylarsinate, toujours par la bouche, chez un homme de quarante-cinq ans ayant depuis quelques mois une cataracte complète de l'œil droit et des mouches volantes à l'œil opposé. Celles-ci disparurent sous l'influence du traitement, mais la cataracte ne fut pas sensiblement modifiée. Le médicament avait été pris, dans ce nouveau cas, près de trois mois par la bouche sans aucun inconvénient. Encouragé par ces faits, j'appliquai alors ce sel arsenical au traitement de quelques tuberculeux, et je me décidai à faire enfin connaître ces résultats à M. Letulle d'abord, puis à MM. Albert Robin, Variot, Aussilloux, Gibert, P. Pujade, A. Billet, etc., presque tous médecins des hôpitaux, à Paris ou en province, tous médecins expérimentés et connus, qui voulurent bien étudier, avec moi, le nouveau sel arsenical. Il leur avait été fourni sous les noms de *Nouveau cacodylate*, *Sel arsenical B*, *Arrhénal*, dernier nom qu'on peut adopter pour l'usage courant, parce qu'il permet de simplifier le langage, et d'éviter les ambiguïtés (2).

Le méthylarsinate disodique ou arrhénal, $AsCH^3O^3Na^2, 2H^2O$, se produit par l'action de l'iodure de méthyle sur l'arsénite de sodium en présence d'un excès d'alcali. C'est un sel bien cristallisé, incolore, très soluble dans l'eau, assez peu dans l'alcool, de goût et de réaction très alcalins, non hygroscopique,

(2) La médication par l'arsenic organique ne pouvant plus désormais s'appeler *médication cacodylique*, puisque les nouveaux composés arsenicaux organiques que je fais connaître ou prévoir dans ce Mémoire n'appartiennent pas à la série cacodylique, je propose d'appeler *médication arrhénique* (de ἄῤῥην, forme archaïque de ἄρσην, d'où vient le mot *arsenic*), toute médication par l'arsenic sous forme organique non toxique, et de conserver l'épithète d'*arsenicale* à la médication par l'arsenic minéral ou toxique.

Quant au terme chimique de *méthylarsinate sodique*, il est trop dangereux de le conserver pour les usages de la médecine, à cause de la confusion à laquelle il expose presque nécessairement avec celui de *méthylarséniate sodique*, qui est un corps extrêmement vénéneux avec lequel il convient avant tout de ne le pas confondre. Il vaut donc mieux conserver le nom d'arrhénal pour le terme le plus simple de la série arrhénique.

légèrement efflorescent. Il doit, s'il est bien pur, précipiter en blanc, sans jaune ni brique, le nitrate d'argent, et ce précipité doit se dissoudre aisément dans l'acide acétique étendu. Il ne doit pas louchir l'eau de baryte. Ce sel contient 34.1 p. 100 de son poids d'arsenic métalloïdique, répondant à 45 p. 100 d'acide arsénieux. Malgré cette quantité relativement énorme d'arsenic, on peut donner, exceptionnellement il est vrai, ce médicament à un adulte à la dose de 200 milligrammes et plus sans l'intoxiquer; mais la dose thérapeutique est, comme on le verra, de 25 à 100 milligrammes par jour.

Il peut être indifféremment pris par la bouche ou en injections hypodermiques; celles-ci ne sont pas douloureuses.

J'exposerai d'abord les effets médicamenteux de ce sel dans les diverses maladies où j'ai eu l'occasion de l'expérimenter, soit par moi-même, soit en collaboration, et j'essayerai ensuite, après avoir tiré de ces observations les conclusions relatives au meilleur mode d'application de ce médicament, véritablement très précieux, de donner l'explication du mécanisme de son action thérapeutique.

TUBERCULOSE

Dans la tuberculose j'administrai d'abord l'arrhénal méthylique à un jeune campagnard de dix-neuf ans, R. D..., habitant Seine-et-Oise, dont le frère et la sœur étaient morts de la poitrine à cet âge. Il m'était lui-même arrivé, il y a plus d'un an, avec une tuberculose au second degré. Les hémoptysies du début et la fièvre avaient été enrayées grâce au cacodylate que je lui faisais prendre depuis. J'ai déjà publié cette observation (1). Mais en juillet 1901, une bronchite étant survenue à la suite d'un refroidissement, R. D... perdit 2 kilogrammes de poids et sa température se releva vers 38 degrés. Le cacodylate me semblant avoir en partie perdu de son efficacité, sans doute par accoutumance, je lui substituai le méthylarsinate

(1) *Bull. Acad. méd.*, 2 juillet 1901.

de sodium à la dose de 10 centigrammes par jour avec repos de sept en sept jours. Le résultat ne me parut pas encourageant : la température monta légèrement, souvent au-dessus de 38 degrés; la congestion pulmonaire sembla faire elle-même des progrès, et je dus, après quelque jours, supprimer le nouveau médicament. Mais je fus très surpris de constater qu'au cours de la période de repos qui suivit l'emploi du sel arsenical, la température, qui avait jusque-là oscillé autour de 38 degrés, s'abaissa à 37°3, c'est-à-dire au-dessous de la moyenne observée avant le nouveau médicament. Je fis la même curieuse remarque sur une jeune femme atteinte de tuberculose avec ramollissement et cavernules à gauche, qui, ayant été soumise au méthylarsinate à la dose de 8 à 12 centigrammes par jour, vit ses températures moyennes vespérales monter de un demi-degré environ, avec bouffées de chaleur et légère congestion pulmonaire amenant quelquefois des stries de sang dans les crachats. J'en conclus que les doses du médicament étaient trop élevées, et les ayant diminuées de moitié, j'eus la satisfaction d'observer que j'obtenais cette fois l'abaissement de la température de ces deux malades, la presque disparition de la toux, le sommeil calme, le relèvement des forces et du poids.

Vers cette époque (juillet 1901), je pus confier à M. le professeur agrégé Letulle, à l'hôpital Boucicaut, une certaine quantité du nouveau médicament arsenical que j'avais préparé moi-même. Il fut donné par la bouche aux tuberculeux sous le nom de *Sel arsenical* B. Nous nous servions d'une liqueur ainsi composée :

Sel arsenical B	5 grammes.
Alcool phéniqué au 10e . .	2 gouttes.
Eau distillée, quantité suffisante pour faire.	100 cent. cubes.

Stériliser en portant à l'ébullition.

Cette liqueur se conserve parfaitement. Nous en donnâmes d'abord aux malades de 20 à 50 gouttes répondant à 5 et 15 centigrammes par jour. Ces quantités étant, en général, trop élevées, les résultats furent variables et nous fûmes encore amenés à baisser la dose du médicament.

Les observations suivantes, dont je ne donne que la partie indispensable, sont relatives à deux malades du service de M. Letulle qui avaient pris le médicament à doses plus faibles.

Mme Birmbr..., couturière, trente-sept ans, entrée en juillet 1901, salle A, passe ensuite au service des tuberculeux salle B, Femmes. Elle est atteinte d'une tuberculose subfébrile avec râles sous-crépitants humides aux deux sommets. Durant les six semaines de repos qui ont précédé le traitement arrhénique, la température de la malade oscillait entre 37°5 et 38 degrés le soir. En un mois et demi et grâce au repos seul, le poids de Mme B... est passé de 54 kil. 700 à 56 kil. 900, soit un gain moyen de 365 grammes par semaine. Depuis deux semaines, le poids de la malade n'augmentant plus, on la soumet au traitement par le méthylarsinate (10 à 5 gouttes de solution répondant à 20 à 10 milligrammes de sel arsenical). Les forces et l'appétit se relèvent presque aussitôt; les températures vespérales oscillent entre 37 et 38 degrés, atteignant seulement six fois ce dernier nombre en sept semaines. Le poids de la malade monte de 56 kil. 900 à 59 kil. 400, soit un nouveau gain de 357 grammes par semaine.

Après deux mois de traitement, la malade est dans un état très satisfaisant. La toux et l'expectoration ont beaucoup diminué; le sommeil et l'appétit sont excellents.

II. —Albertine B..., salle B. Femmes, Hôpital Boucicaut, est âgée de dix-huit ans. Elle est entrée avec le diagnostic de chlorobrightisme et tuberculose au début. Signes d'induration légère circonscrits au sommet droit; diminution de la sonorité et de l'élasticité. Transsonance exagérée. Retentissement de la voix. Toux fréquente. Disparition des règles depuis dix mois.

Poids de la malade à son entrée 58 kil. 200. Après un mois de repos à l'hôpital, elle pèse 59 kil. 200. Ce poids étant depuis quelque temps devenu stationnaire, on soumet la malade à l'arrhénal, d'abord à la dose de 25, puis de 12 milligrammes par jour. Les signes de chlorobrightisme s'amendent alors rapidement; la malade reprend de l'appétit, des forces, des couleurs. Absence d'albumine, de sucre, d'indican dans les urines. Sous l'influence du traitement, la toux diminue beaucoup, la température n'atteint plus que très rarement 38 degrés le soir; le sommeil et les forces reviennent. Le poids de la malade, qui était au début de 59 kil. 200, monte en huit semaines à 63 kil. 700, soit un gain de 660 grammes par semaine. L'état local du poumon s'améliore très sensiblement. Les règles reviennent.

Pendant que nous suivions ces observations dans le service de M. Letulle, les religieuses de l'*Hôtel-Dieu* de Paris ayant appris par l'une d'elles les succès obtenus sur les tuberculeux de l'Hôpital Boucicaut, eurent l'idée d'essayer de ce nouveau médicament sur deux de leurs Sœurs atteintes de tuberculose depuis des années et ne pouvant plus faire leur service de gardes-malades à l'Hôtel-Dieu. L'une d'elles, sujette depuis longtemps à l'entérite, ayant trop largement usé du médicament, vit sa diarrhée augmenter, et y renonça. L'autre, la Sœur Sainte-A..., continua l'arrhénal, mais en diminuant d'elle-même les doses. Grâce à ce traitement, elle fut, sinon guérie, du moins mise en un état si satisfaisant qu'elle put reprendre son service hospitalier longtemps interrompu et qu'elle le continue depuis allègrement sans avoir eu besoin depuis de recourir de nouveau au médicament. Voici du reste son observation qu'elle a bien voulu me fournir elle-même :

Sœur Sainte-A..., de l'Hôtel-Dieu, de Paris, vingt-huit à trente ans, tousse depuis cinq ans. A la suite d'un premier refroidissement en 1897, elle perdit ses forces, toussant jour et nuit et maigrissant beaucoup. Elle ne paraît pas avoir eu de pleurésie, mais seulement quelques points douloureux dans la poitrine à droite, et surtout à gauche. Au printemps 1901, elle se sentit très affaiblie; elle dormait très mal la nuit, toussait, expulsait de nombreux crachats nummulaires, avait des transpirations nocturnes abondantes; tout appétit avait disparu. En juillet 1901, la fatigue s'accentuait encore, ainsi que la congestion pulmonaire; les stries sanglantes des crachats augmentaient. Elle vomissait à chaque repas; son pouls était très faible et rapide; ses températures généralement supérieures de quelques dixièmes à 38 degrés le matin, à 39 degrés, avec frissons, le soir. La maigreur avait encore augmenté.

C'est alors que de l'hôpital Boucicaut une des Sœurs de son Ordre conseillla le *nouveau cacodylate*. Il fut pris par la bouche à la dose de 0 gr. 10 par jour; mais la malade, observant bientôt que, sous l'influence de ce médicament, sa fièvre s'élevait légèrement, et qu'elle avait un peu de diarrhée, abaissa la dose à 25 milligrammes par jour. Les effets bienfaisants de l'arrhénal furent dès lors immédiats. Vers la fin d'août, après quinze jours de cette médication, les forces étaient en partie revenues avec l'appétit. La maigreur de la malade disparaissait. Dès la première semaine les vomissements alimentaires et les sueurs nocturnes avaient cessé, le sommeil était devenu paisible; la toux s'était beaucoup calmée. En un mois, Sœur Sainte-A..., qui dépérissait auparavant et pesait 49 kilogrammes et demi, avait gagné 1 kilogr. 500. Le mois suivant le gain fut encore de 2 kilogrammes; en octobre elle gagna 2 autres kilogrammes. Après trois mois de traitement (avec intervalles de repos d'une semaine sur deux) la malade pesait 55 kilogrammes. Elle avait donc gagné 400 grammes par semaine durant treize semaines consécutives.

A partir du commencement de décembre 1901, Sœur-Sainte A... n'a plus pris de médicament. Elle n'a plus eu d'accès fébriles le soir. Elle dort bien la nuit, l'appétit et les forces se maintiennent. Elle peut se livrer au service assez fatigant de ses malades. Elle tousse extrêmement peu, se sent bien en train, a bon appétit, mais se plaint cependant encore d'un point douloureux dans la fosse sous-épineuse gauche.

On remarquera qu'il s'agit ici d'une tuberculose fébrile au 3e degré chez une religieuse soumise à un assez pénible travail et dans le milieu si peu hygiénique d'un hôpital au centre de Paris.

M. le Dr P. Pujade, d'Amélie-les-Bains, dont l'Académie vient de distinguer avec tant de raison l'ouvrage si vivant et si précis sur la *Cure pratique de la tuberculose*, a bien voulu examiner cet hiver, 1901-1902, le nouveau médicament dans cette maladie. Il le considère à cette heure, avec l'hygiène et le climat, comme le plus puissant moyen de la combattre. Il conclut que l'arrhénal est doué de propriétés antipyrétiques et excitantes de l'appétit tout à fait remarquables, surtout s'il est pris à faibles doses, et qu'il a toutes les qualités des cacodylates sans en avoir les inconvénients. Voici trois de ses observations que j'abrège.

Elles montreront qu'en dehors de l'avantage, assez important, qu'il peut être donné par la bouche, ce médicament est utilement substituable aux cacodylates quand ceux-ci ont épuisé leur action médicatrice ou lorsque, par idiosyncrasie, les malades ne supportent pas ces derniers sels.

M. C... est atteint d'une tuberculose au second degré, de forme apyrétique, compliquée de laryngite. Le cacodylate ordinaire, en injections sous-cutanées, donne d'abord de bons résultats. Mais *au bout de deux mois son action paraît s'être épuisée.* On substitue alors à ce sel l'arrhénate de soude (10 centigrammes à chaque principal repas). La nutrition et l'activité générale en reçoivent une nouvelle impulsion. L'engraissement reprend et s'élève régulièrement de 500 grammes par semaine. L'état du poumon s'améliore parallèlement, et les râles humides disparaissent bientôt presque entièrement.

Mlle A... est atteinte d' une tuberculose au début du troisième degré. Craquements humides et petite ulcération au sommet gauche. Le cacodylate relève sensiblement l'appétit et les forces, mais reste sans action immédiate apparente sur la lésion pulmonaire. De temps en temps apparaissent même chez cette malade de légères hémoptysies. Après quelques mois, on remplace le cacodylate par l'arrhénal à la dose de 20 à 50 milligrammes par jour. Les hémoptysies cessent bientôt; l'engraissement est rapide (500 grammes par semaine). La toux et l'expectoration diminuent beaucoup. La température axillaire, qui atteignait souvent 37°5, ne dépasse plus 36°6. L'amélioration des lésions pulmonaires est tout à fait remarquable.

Mlle B.., 18 ans, est atteinte de tuberculose au troisième degré. Forme fébrile continue, 39 degrés et 39°5 le soir à l'aisselle, avec chute matinale insuffisante à 38 degrés. *Le cacodylate ne donne, dans ce cas, aucun résultat et semble même exaspérer la fièvre.* L'arrhénal lui est substitué à la dose de 25 à 50 milligr. par jour. En un mois la fièvre tombe. Les températures montent à 37 degrés seulement. La toux et l'expectoration diminuent et disparaissent. L'engraissement est remarquable. Les lésions cavitaires se réparent peu à peu. Il reste du souffle à leur niveau; mais les râles sous-crépitants et les râles muqueux à grosses bulles ont à peu près cessé. En même temps, chose très importante, la malade, qui n'était pas réglée, voit ses règles apparaître sans difficulté ni souffrance. L'action du médicament a donc été, dans ce cas, tout à fait remarquable et expressive.

Ces trois observations, qui me sont communiquées par un médecin ayant dans les maladies du poumon l'autorité et la compétence du Dr P. Pujade, suffiraient à établir les avantages du nouveau sel arsenical. Les deux dernières montrent l'erreur de ceux qui affirment encore que l'arsenic latent ne donne de succès que dans la tuberculose au premier degré. La suite de ce Mémoire prouvera plus amplement combien est mal fondée cette opinion que j'entends colporter bien à la légère.

Notre savant collègue, M. Albert Robin, dont la compétence en tout ce qui touche à la thérapeutique est indiscutée, ayant eu connaissance de quelques-uns de ces résultats, voulut bien examiner avec moi le nouveau remède arsenical dans son service de la Pitié. Ses recherches furent suivies méthodiquement, avec tout le soin qu'il met à ses recherches cliniques. Il m'a facilité beaucoup ma tâche et je lui en dois ici tous mes remerciements. Voici le résumé de nos observations :

L'arrhénal méthylique a été expérimenté sur seize malades, dont les observations détaillées seront publiées plus tard par M. A. Robin lui-même. J'en donnerai tout à l'heure les conclusions générales. Mais pour éclairer plus complètement le mécanisme de l'action de ce médicament, ses effets furent particulièrement suivis et analysés sur quatre tuberculeux dont tous les échanges urinaires et respiratoires furent soigneusement mesurés. Deux de ces malades avaient été choisis parmi les apyrétiques, et deux, à pronostic très défavorable, parmi ceux qui avaient une fièvre vespérale bien marquée. La durée de l'essai fut de deux mois à partir du 24 octobre. Le médicament était donné par période de sept jours, suivie de sept jours de repos.

A partir du 8 novembre, les quatre malades en question, soumis au régime alimentaire ordinaire de l'hôpital, prirent, en outre, 200 grammes de viande crue additionnée d'un peu de rhum et de sel. Après le 12 décembre, le régime alimentaire journalier fut le suivant : six œufs frais non cuits, 75 grammes de beurre, 200 grammes de viande crue, un litre de lait et 300 grammes de pain, en supplément du deuxième degré de la ration hospitalière.

Voici le résumé de l'observation de ces quatre malades.

A. *Tuberculeux fébricitants.* — I. Val... (Georges), salle Serre, n° 24, dix-huit ans, sans antécédents héréditaires. Il tousse depuis deux mois. Il a toujours eu une conduite régulière et a mené une vie sédentaire de bureau, mais un voisin tuberculeux l'a contaminé. La toux est modérée, l'expectoration abondante; dyspnée après l'effort; la faiblesse de ce malade va s'accroissant rapidement. Poids : 54 kil. 800.

A l'auscultation, un peu de submatité au sommet droit en arrière; craquements secs dans la fosse sus-épineuse; frottements dans la sous-épineuse. Matité marquée en avant, avec craquements secs et frottements très accentués à 7 ou 8 centimètres au-dessous de la clavicule. Expiration prolongée à gauche.

Pas d'amaigrissement, peu ou pas de sueurs nocturnes. Températures : matin, 37°7; soir, 38°5 en moyenne.

Le 24 octobre, on commence le traitement par l'arrhénal, avec interruption de sept en sept jours. On débute par 10 centigrammes de sel par jour, dose reconnue plus tard trop élevée et qu'on diminue de moitié. Après diverses péripéties, et malgré la fièvre, qui arrive jusqu'à 39°2, le poids du malade monte à 55 kil. 200, et se maintient ainsi jusqu'au 30 novembre. A ce moment, on constate la presque cessation de la toux et de l'expectoration. Le 8 décembre le poids du malade est de 54 kil. 600. On commence la suralimentation. A la fin de la quatrième quinzaine à partir du début, on remarque que la fièvre ne cède pas, mais que l'appétit revenu se maintient, que les digestions sont bonnes, que l'expectoration et la toux sont très diminuées. L'auscultation et la percussion décèlent une amélioration sensible.

Les échanges respiratoires ont été les suivants, rapportés au kilogramme et à la minute :

	Avant le traitement.	Durant le traitement.	Normale
CO^2 exhalé	9cc19	7cc7	4cc2
O absorbé par le poumon . . .	12cc16	10cc1	5cc15
Quotient respiratoire $\frac{CO^2}{O^2}$ . . .	0,76	0,76	0,83

Nous avons voulu citer ce cas comme exemple de ceux où le

médicament donne le minimum de profit. En somme, dans ce mauvais cas, où l'arrhénal a été donné d'abord à doses reconnues tardivement exagérées, l'état initial du malade s'est maintenu, et son poids n'a pas sensiblement changé malgré la persistance d'une assez forte fièvre. L'état du poumon s'est même légèrement amélioré et la toux a beaucoup diminué. L'activité de la consomption n'a pas été sensiblement enrayée, il est vrai, mais les progrès de la maladie, très rapides avant le traitement, se sont arrêtés dès le début. En somme, ce malade n'a bénéficié du traitement que dans une faible mesure.

II. — And... (Henri), n° 23, salle Serre. Garçon de restaurant, âgé de vingt et un ans, sans antécédents héréditaires, a fait abus de vin et d'alcools. Son teint est pâle, ses forces médiocres ; il est très amaigri, pèse 47 kil. 9, et a perdu 10 kilogrammes depuis huit à neuf semaines. Sa maladie, qui ne parait dater que de deux mois, a débuté par une hémoptysie. La toux de ce malade est modérée, l'expectoration est assez abondante, l'appétit moyen ; il a des sueurs nocturnes.

Le foie est normal. Le côté droit du poumon est sain. En arrière, le sommet gauche est mat à la percussion ; il y a des râles humides dans les fosses sus- et sous-épineuse. En avant, le ramollissement est plus marqué encore. La température monte le soir à 39 degrés. L'amaigrissement marche très vite, et parallèlement aussi, l'affaiblissement du malade.

Le 24 octobre, on commence le traitement arrhénique (25 à 100 milligrammes de sel arsenical par jour, avec repos de sept en sept jours). Durant la deuxième quinzaine, l'appétit du patient s'améliore, son poids cesse de diminuer et se relève même un peu. La température vespérale baisse de 38°5 à 38°2 en moyenne. A la fin de la troisième quinzaine, l'amélioration persiste ; le malade a gagné 1 kil. 700. On essaye alors de passer de 50 milligrammes du médicament à 100 milligrammes par jour ; mais il survient des coliques, un peu de diarrhée, et le poids, qui était monté à 48 kil. 6, retombe à 47 kil. 3, en même temps que la température moyenne vespérale monte à 39°2. On diminue, dès lors définitivement, la dose jusqu'à 50 et même 25 milligrammes ; le poids remonte bientôt à 48 kilogrammes, et la température s'abaisse à 38 degrés le soir. La toux et l'expectoration diminuent. L'oppression disparait complètement. Le mieux s'accentue.

Les échanges respiratoires, par kilogramme-minute, ont été :

	Avant le traitement.	Durant le traitement.	Normale
CO^2 expiré.	7cc93	8cc28	4cc2
O consommé.	10cc30	10cc7	5cc15
Quotient respiratoire $\frac{CO^2}{O}$ . . .	0,77	0,78	0,83

L'affection tuberculeuse à marche aiguë dont est atteinte ce malade a donc été entièrement enrayée durant ces deux mois. Malgré les tâtonnements dus à l'emploi d'un médicament alors nouveau et donné d'abord à dose trop élevée, le poids du malade est resté le même qu'au début, mais sa fièvre est tombée de 39 degrés à 38 le soir. Le quotient respiratoire, inférieur au début à la normale, l'a dépassée ensuite. En même temps la consomption, proportionnelle à l'oxygène absorbé, a baissé de 31 p. 100. Actuellement, ce malade va bien. Ses températures oscillent de 37° à 38°. Il tousse et crache très peu. Ses lésions pulmonaires se sclérosent.

Nous avons tenu à citer ici ces deux cas de tuberculose à type sévère, qui montrent le parti que l'on peut encore tirer de l'arrhénal même dans les plus mauvaises conditions.

B. *Tuberculeux apyrétiques.* — S... (Auguste), salle Serre, n° 20. Garçon de vingt ans, homme de peine, grand buveur de vin et d'apéritifs; sans tache héréditaire. Son affection a débuté, il y a trois mois, par une hémoptysie.

Avant le traitement arsenical, au commencement d'octobre 1901, le malade toussait jour et nuit; toutefois l'expectoration était peu abondante.

Dyspnée d'effort. Appétit suffisant.

A l'auscultation, légère submatité du sommet droit, en arrière. Un peu d'expiration prolongée en avant. Pas beaucoup d'amaigrissement, mais des sueurs nocturnes. Les températures varient de 37°2 à 37°4 le matin; de 37°2 à 37°6 le soir. S... pèse 53 kilogrammes après un séjour de trois semaines de repos à l'hôpital, sans traitement.

L'arrhénal est donné à partir du 19 octobre durant sept jours, suivis de sept jours de repos, à la dose de 10 centigrammes, puis de 50 milligrammes et continué sous cette forme.

Après deux semaines, le malade a gagné 2 kil. 400. Le 14 novembre, après la seconde quinzaine, nouveau gain de 1 kil. 400 grammes. Ce malade pèse alors 56 kil. 400. A ce moment, on ajoute à sa ration 200 grammes de viande crue tout en continuant l'arrhénal. Le poids de S... monte encore de 1 kil. 200 (Poids net 57 kil. 600). On supprime douze jours le médicament, tout en continuant la viande crue, les œufs et le lait. Le poids de S... redescend à 56 kil. 450. Le 24 décembre, fin de l'observation, le malade pèse 56 kil. 370. Il a donc définitivement gagné près de 7 livres en deux mois, malgré les tâtonnements dans l'emploi de l'arrhénal, la suppression du traitement durant une assez longue période, et une petite diarrhée passagère due à une exagération momentanée du médicament. D'ailleurs, aucun trouble ni gastrique, ni hépatique.

A sa sortie de l'hôpital, la toux, l'expectoration, l'oppression ont presque disparu. A. S... se sent bien plus fort, son aspect est très satisfaisant. Le quotient respiratoire, qui était de 0,80, est remonté à la normale 0,83. Il reste encore, en arrière, de la submatité au sommet droit, avec expiration légèrement prolongée.

IV. — Condom... Raymond, salle Serre, n° 32, exerce la profession insalubre de garçon tonnelier, qui l'oblige à vivre dans l'humidité des caves. C'est un homme de vingt-cinq ans, assez gros consommateur d'alcool. Ses digestions sont difficiles. Il est souvent constipé et il a le foie un peu gros. La toux est fréquente, surtout le jour. L'expectoration est toutefois modérée.

A l'auscultation, en arrière, matité au sommet gauche avec ramollissement de tout le poumon jusqu'au-dessous de la pointe de l'omoplate. Craquements humides généralisés, râles humides à la base, caractère soufflant dans la fosse sous-épineuse, au moment des grandes inspirations. Mêmes lésions, mais moins profondes et moins étendues, à droite. En avant, matité très accentuée au sommet gauche. Grande cavité avec souffle amphorique et ramollissement périphérique.

Infiltration du sommet droit; craquements humides sur une étendue de quatre travers de doigt au-dessous de la clavicule.

Le malade pèse, avant le traitement, 45 kil. 800. En quelques mois il vient de perdre 20 kilogrammes. Teint pâle, faiblesse extrême, sueurs nocturnes abondantes; plus d'appétit.

Après un mois de traitement (25 à 50 milligrammes de sel arsenical par jour), l'amélioration se dessine, les forces reviennent; la toux et l'expectoration restent stationnaires. Le poids du malade n'a cependant pas augmenté. Les échanges respiratoires sont les suivants :

	Avant le traitement.	Durant le traitement.	Normale
CO^2 produit	10cc59	8cc6	4cc2
O consommé par la respiration.	18cc87	9cc6	5cc15
Quotient respiratoire $\frac{CO^2}{O^2}$ . . .	0.76	0.89	0,83

Après diverses péripéties que je ne relève pas ici, à la fin de la quatrième quinzaine le malade avait gagné 2100 grammes, soit plus de 1 kilogramme par semaine dans les derniers temps. L'appétit et les digestions sont devenus excellents. La toux et l'expectoration ont beaucoup diminué. Les échanges respiratoires se sont réduits de 17 p. 100. A l'auscultation, l'amélioration du côté droit est évidente.

Je me bornerai à résumer maintenant très rapidement l'ensemble des résultats obtenus par M. A. Robin dans le traitement de douze autres tuberculeux soumis durant deux mois à l'action du méthylarsinate sodique. Nous les séparerons en tuberculeux de premier, second et troisième degré.

Sur quatre tuberculeux *au premier degré*, il y eut, au bout de deux mois, des augmentations de poids de 700 grammes, 2300 grammes et 3100 grammes. Un seul, dont les températures variaient au début de 39 à 40 degrés le soir, avait perdu 900 grammes au bout de neuf semaines.

Chez les trois premiers il y eut retour de l'appétit et des forces accompagné d'une amélioration locale très sensible.

Sur trois tuberculeux *au second degré*, deux gagnèrent respectivement 6000 gr. et 7100 gr. Ils sortirent de l'hôpital avec des lésions pulmonaires notoirement atténuées, le retour de l'appétit, un bon sommeil, l'arrêt des hémoptysies. Le troisième avait des températures vespérales arrivant à 39 degrés et les dépassant même quelquefois. Atteint d'une bacillose à marche rapide, il perdit 3100 grammes en deux mois. Les forces diminuèrent proportionnellement. C'est un de ces rares cas où la médication arrhénique se montre tout à fait inefficace.

Enfin, sur cinq tuberculeux *au troisième degré*, ayant des températures vespérales variant de 37°8 à 39°6, quatre gagnèrent respectivement 100 grammes, 2000 grammes, 1100 grammes et 2200 grammes en deux mois. Le cinquième malade, profondément atteint, mourut au cours du traitement.

Ainsi, chez les tuberculeux fébricitants, l'arrhénal, s'il ne fait pas toujours rétrograder la maladie, en arrête généralement les progrès, et cela dans une mesure remarquable *même chez les fiévreux et dans la tuberculose au troisième degré.*

Sous son influence, les forces et l'appétit se relèvent, la fièvre diminue, le sommeil redevient calme, les malades prennent de l'embonpoint, les lésions s'atténuent. Ces résultats sont d'autant plus dignes d'attention qu'il s'agit surtout ici de bacillaires fébricitants, soignés à l'hôpital, vivant au milieu d'autres malades, par conséquent dans des conditions d'hygiène peu favorables, et ne recevant qu'une alimentation médiocre.

Chez les tuberculeux apyrétiques, le méthylarsinate arrête généralement et fait rétrograder la maladie même chez les phtisiques à graves lésions pulmonaires qu'il modifie favorablement. Presque tous ces malades retrouvent leur appétit et leurs forces, et augmentent de poids.

L'arrhénal n'a occasionné, chez ces malades, aucun trouble, sauf quelques coliques passagères dues à la sensibilité plus particulière de certains d'entre eux et aux tâtonnements qu'entraînait l'essai d'un médicament nouveau souvent donné à doses un peu élevées. Mais l'état de l'estomac et de l'appétit est toujours resté excellent.

Chez les tuberculeux, aux doses supérieures à 10 centigrammes, l'arrhénal augmente l'activité des échanges respiratoires et fait un peu monter les températures. Au contraire, aux doses thérapeutiques de 2 à 5 centigrammes, l'action du sel arsenical enraye le mouvement consomptif, abaisse la température des malades et élève leur poids. Les échanges respiratoires se modèrent sous l'action de ces doses favorables et peuvent, dans les bons cas, diminuer de 30 à 60 p. 100. Le poids et les forces du malade augmentent alors très rapidement.

Je ne puis quitter ce sujet sans rappeler encore que, contrairement à une opinion mal fondée mais qui persiste quand même dans quelques esprits, les préparations d'arsenic organique agissent aussi bien dans la tuberculose au deuxième, et même au troisième degré, que dans celle au premier degré. J'en ai déjà donné de nombreuses preuves ailleurs (1) et je viens d'en donner encore. Le méthylarsinate est à cet égard comparable aux cacodylates, mais il est plus efficace qu'eux.

Les effets utiles de ces préparations dépendent plus du malade que du degré de la maladie. S'ils doivent se produire, ils se font généralement sentir dès la première quinzaine du traitement : l'appétit, le relèvement des forces et du poids, la disparition des sueurs nocturnes, le sommeil, la toux, etc., s'améliorent vite ; s'il y a de la fièvre, les températures s'abaissent lentement en même temps que diminue la congestion et pulmonaire. Quant à la cicatrisation des parties atteintes profondément, elle ne se produit que plus lentement encore.

Cette lenteur de la réparation pulmonaire a fait quelquefois mettre ces effets en doute, les malades des hôpitaux n'y séjournant généralement pas un temps suffisant, et échappant trop tôt à l'observation du médecin.

(1) *Bull. Acad. méd.*, 6 juin 1899 et 2 juillet 1901.

EMPHYSÈME. BRONCHITE CHRONIQUE. GRIPPE. ASTHME ESSENTIEL

Dans les maladies des organes respiratoires où n'intervient pas le microbe de Koch ou les analogues, maladies qui s'étendent de la bronchite à l'emphysème, à la grippe et jusqu'à l'asthme essentiel, la médication arrhénique produit généralement de remarquables améliorations, quelquefois des guérisons rapides et inespérées.

Voici à ce sujet trois courtes observations. Les deux premières me sont communiquées par le Dr Pujade; la dernière est du Dr Gibert, ancien chef de clinique du professeur Grasset, de Montpellier.

M. M... a de l'emphysème, de la bronchite, de l'oppression; le cœur est forcé. L'arrhénal lui est donné à la dose de 5 centigrammes par jour en mangeant. Au bout d'une semaine, son action sur la respiration est déjà manifeste. Le malade dilate plus aisément sa poitrine; la bronchite, l'emphysème, l'oppression ont diminué. Après un mois environ, M... se trouve si bien qu'il abandonne le médicament qu'il ne reprend plus que momentanément lorsqu'il sent venir une crise d'oppression : *Il parvient maintenant à toujours les prévenir en recourant au médicament.*

M. C... est emphysémateux comme le malade précédent, avec bronchite chronique, oppression constante et pénible, fréquentes crises d'asthme, surtout la nuit. On lui donne le méthylarsinate sodique à la dose de 5 centigrammes par vingt-quatre heures (quatre jours de médication, quatre jours de repos, etc.). Sous cette influence, en deux semaines l'oppression diminue notablement. Les nuits deviennent meilleures; le malade, qui pouvait à peine marcher, fait maintenant de longues promenades, et peut monter les rampes assez raides sans éprouver trop d'oppression.

Mlle C..., marchande aux Halles, à Narbonne, âgée de vingt-cinq ans, est sujette depuis quinze ans à des crises d'asthme essentiel. Elles lui viennent presque tous les jours et constituent un continuel empêchement à ses affaires personnelles. La malade a été légèrement soulagée par l'iodure de sodium; mais ses crises, tout en diminuant un peu d'intensité, ne s'espacent pas. En octobre et novembre, M. Gibert soumet Mlle C... au traitement arrhénique (5 à 10 centigrammes de méthylarsinate par jour). Ce sel n'occasionne aucun troubl de la digestion. Au bout de deux semaines, la malade engraisse; les forces se relèvent; l'essoufflement, continu jusque-là, disparaît. Mais le résultat le plus remarquable, c'est l'effacement à peu près complet des crises d'asthme essentiel, qui duraient depuis des années.

Actuellement, il ne reste à Mlle C... qu'un peu d'essoufflement. Ses crises d'asthme se sont peu à peu espacées: elle reste maintenant cinq à six semaines sans avoir d'attaques.

HÉMICHORÉE. CHORÉE

On sait que les cacodylates ordinaires donnent en général de bons résultats dans la chorée hystérique et dans la chorée de Sydenham. Il était tout naturel d'essayer dans ces maladies le nouveau médicament arsenical. M. Albert Robin et M. Variot m'ont fourni les observations suivantes.

Dans le service de M. A. Robin, à la Pitié, une jeune couturière de vingt et un ans est atteinte d'hémichorée hystérique des plus violentes. Les membres droits et les muscles de la face du même côté sont le siège de mouvements étendus et incessants. C'est un spectacle très pénible à voir. Tout repos, tout sommeil même, est impossible. Cet état dure depuis un mois. Le 20 novembre on donne à la malade 25 milligrammes d'arrhénal, et le 21 on en porte la dose à 50 milligrammes. Le 22, les mouvements choréiques ont déjà bien diminué, le 26 ils ont complètement disparu. Le 29 novembre, la malade sort tout à fait guérie, ayant gagné 1 kilogramme de poids en huit jours.

Dans le service du Dr Variot (Hôpital des Enfants, salle Gillette), deux fillettes de sept et neuf ans étaient atteintes de chorée avec mouvements peu étendus. Après quinze jours de sel arrhénique (50 milligrammes), l'amélioration fut si notable, que les parents, les jugeant tout à fait guéries, demandèrent la sortie de ces enfants, qui quittèrent l'hôpital.

Une troisième petite fille, âgée de douze ans, était atteinte dans le même service d'une chorée de Sydenham typique à allures graves.

Durant quinze jours, malgré l'administration du médicament à la dose de 10 centigrammes, l'amplitude et la fréquence des mouvements désordonnés ne cessèrent de s'accroître et arrivèrent à un tel degré qu'on dut attacher la petite malade dans son lit. Les mouvements de déglutition étaient si incoordonnés qu'il fallut songer à la nourrir à la sonde. Les nuits n'étaient pas moins agitées. L'enfant poussait de grands cris, et son état psychique lui-même se déréglait. Après six semaines de traitement, les mouvements se calmèrent, et moins de *deux mois après l'entrée à l'hôpital la guérison était complète.* L'arrhénal avait été donné quatre semaines consécutives à la dose de 10 centigrammes, puis repris après une seule interruption de huit jours. Il n'y avait eu ni gastrite, ni diarrhée. « Il me semble très probable, m'écrit M. le Dr Variot, en me communiquant cette observation, que cette grande chorée a été abrégée dans son évolution par la médication arsenicale. Des chorées de cette intensité durent le plus généralement trois et quatre mois. »

ADÉNOPATHIE. LEUCÉMIE. ANÉMIE PERNICIEUSE

Chez les enfants atteints d'adénopathie avec anémie persistante, enfants souvent suspects de tuberculose à ses débuts, la médication arrhénique est très puissante, soit qu'on donne le médicament par la bouche, soit qu'on l'injecte sous la peau.

Dans les adénopathies franchement tuberculeuses, la médication par l'arsenic latent supprime non seulement les accidents généraux, mais les adénites locales très avancées, alors même que les ganglions commencent à se ramollir. J'en ai publié déjà divers exemples (1).

Dans les formes graves de leucémie ganglionnaire, l'arrhénal, s'il ne guérit pas toujours le malade, arrête l'évolution du mal :

Une femme de quarante-sept ans est atteinte de leucémie ganglionnaire généralisée arrivée à la période cachectique. Elle porte de volumineux ganglions au cou, à l'aisselle, aux aines, qui augmentent visiblement de volume d'un jour à l'autre. La dyspepsie est pronon-

(1) Voir *Bull. Acad. méd.*, 2 juillet 1901, p. 49.

cée. A partir du 14 novembre, on lui donne 5 centigrammes d'arrhénal par jour, avec les repos d'usage. Cinq semaines après, on constate que les ganglions n'ont pas augmenté. L'appétit est revenu; la malade se sent mieux. Après deux mois, tous les engorgements ganglionnaires ont notablement diminué. Au bout de trois mois l'amélioration est considérable.

Un maçon, âgé de trente ans, est atteint d'anémie pernicieuse progressive. On le dirait complètement exsangue. Depuis des mois son poids diminue régulièrement : il est passé de 57 kilogrammes à 50 kil. 800. Le malade est soumis à l'arrhénal, alternant avec le sirop d'iodure de fer. Son état général s'améliore dès lors assez vite. Il reprend des couleurs au bout de quelques jours; non seulement il ne maigrit plus, mais il a gagné 400 grammes en un mois.

VOMISSEMENTS DE LA GROSSESSE

L'arsenic a été déjà souvent conseillé dans le traitement des anémies qui suivent les grossesses répétées. J'ai publié moimême un exemple tout à fait typique et probant des excellents effets de l'arsenic cacodylique dans ces cas (1).

Dans les vomissements de la grossesse, vomissements incoercibles ou tellement fréquents qu'ils fatiguent beaucoup les malades, empêchent une alimentation suffisante et occasionnent une anémie sérieuse et une excessive faiblesse, les cacodylates réussissent généralement à remonter rapidement les forces, à reproduire le sang, à fortifier l'estomac et l'appétit. Il en est de même de l'arrhénal, soit qu'on le donne par la bouche, soit, ce qui vaut mieux dans ce cas, qu'on le fasse pénétrer par injections hypodermiques, pour laisser toute tranquillité à des estomacs révoltés.

Voici l'observation bien frappante d'une malade que notre collègue, M. le professeur Pinard, a bien voulu me demander de venir traiter avec lui, par ma méthode, à la clinique d'accouchement Baudelocque.

(1) *Bull. Acad. méd.*, 9 juillet 1901, p. 102.

Mme B..., vingt-huit ans, est à sa troisième grossesse. Les deux premières n'ont pu être menées qu'à trois et à huit mois. Enceinte actuellement de quatre mois, elle est atteinte depuis sept semaines de vomissements abondants, répétés, bilieux, qui l'ont affaiblie beaucoup et empêchent entièrement de l'alimenter. On a essayé en vain de la glace *intus* et *extra*, des pulvérisations au chlorure d'éthyle, du champagne frappé, du laudanum, de la cocaïne, de la teinture d'iode, de la strychnine, des alcalins, de l'alimentation lactée exclusive et régulièrement fractionnée. La malade maigrit et vomit quinze à dix-huit fois par jour.

Elle entre le 4 décembre à la clinique Baudelocque avec le diagnostic de vomissements incoercibles. Peau sèche, langue blanche, pas de fièvre, pas d'albumine; la malade, très amaigrie, pèse 41 kil. 5.

On prescrit : lait froid, par petites quantités, d'heure en heure; lavement chloralé avec jaune d'œuf et 100 grammes de lait; frictions à l'alcool camphré.

Du 4 au 9 décembre, la malade vomit tout ce qu'elle ingère; quinze vomissements environ par vingt-quatre heures, dont huit à neuf la nuit. Le pouls monte de jour en jour et bat 112 pulsations le matin. Les lavements nutritifs sont en partie conservés.

Le 9 décembre, vomissements noirâtres mêlés de sang. Température, 37 degrés; pouls, 115 pulsations.

Le 10, même vomissements bruns ou noirs, qui se répètent chaque fois que la malade touche à un aliment. Elle a dans la nuit huit vomissements. Temp., 36°8; 110 pulsations le matin, 130 le soir. La malade s'affaiblit beaucoup.

Le 11, on commence le traitement arrhénique : A 10 heures du matin, la malade reçoit une première injection de 5 centigrammes *de cacodylate de soude* (1). Elle a des vomissements à 11 heures, midi trente, 3 heures, 5 heures et demie, 10 heures, minuit, 2 heures, 5 heures, 6 heures et 6 heures et demie du matin. Elle a gardé cependant son lavement nutritif.

Le 12, seconde injection de cacodylate à 6 heures et demie du matin. Elle garde son lavement, et ne vomit plus que trois fois dans la nuit.

Le 13, troisième injection : deux vomissements le jour et trois la nuit.

Le 14, trois vomissements dans le jour; plus de vomissements la nuit. Le pouls est tombé à 84; temp. 37°2. On continue les injections le 15 et le 16. Plus de vomissements dans la journée du 15 et dans la nuit du 16.

A partir du 17 décembre on cesse les injections de cacodylate. La

(1) J'ai préféré, dans ce cas très grave, commencer par des injections de cacodylate, dont je connaissais mieux, à cette époque, les effets dans cette affection. J'ai continué ensuite par l'arrhénal.

malade se sent mieux; encore quelques vomissements toutefois. On reprend les injections le 23 décembre, mais avec l'arrhénal (5 centigrammes) et jusqu'au 29. Un mieux très rapide et définitif se manifeste. La malade se lève de son lit, se sent de l'appétit, demande à manger, et conserve tous ses aliments. Son pouls varie de 80 à 104 avec températures de 36°8 et 37 degrés. Le 29 elle sort de la clinique en très bon état, digérant la plupart des aliments et ayant augmenté de plusieurs kilogrammes.

PALUDISME

L'arrhénal paraît être pour ces maladies, quel que soit leur type, le plus puissant des spécifiques.

Nous donnons dans le Mémoire suivant (p. 37) ce qui a trait à l'impaludisme. La médication malarique méritait, on le verra, d'être étudiée à part.

Il est nécessaire d'observer ici que, dans les fièvres à type quarte, et mieux encore à type double quarte si rebelles à la quinine. même aux plus fortes doses, l'arrhénal doit être injecté sous la peau pour en assurer la complète absorption. La quantité journalière d'arrhénal doit être. dans ces cas, de 10 à 15 centigrammes. Les injections sont renouvelées les deux jours qui suivent le dernier accès, puis encore les deux jours qui précèdent l'accès possible suivant. Dans ces conditions, on guérit les fièvres les plus tenaces et l'on voit disparaître rapidement, en même temps, l'état cachectique des malades. (Voir *le Mémoire suivant.*)

MALADIES DE PEAU. SYPHILIS. CARCINOMATOSE

De tout temps l'arsenic a été utilisé contre les maladies de la peau. Mais chacun sait quelle est la ténacité des affections cutanées, et lorsque le traitement arsenical ordinaire doit se prolonger des semaines et des mois, il finit par intoxiquer le malade. Si, au contraire, celui-ci recourt aux injections sous-cutanées de cacodylate, ces piqûres incessamment renouvelées l'indisposent et il finit le plus souvent par se laisser aller à prendre le médicament par la bouche ou en lavements. C'est alors que surviennent les troubles de l'intoxication cacodylique : dyspepsie, gastrite, congestion rénale et même hépatique, albuminurie.

Voici une observation bien caractéristique qui montre le danger de l'emploi des cacodylates par la bouche et l'avantage qu'il y a, surtout au cours des longs traitements, à leur substituer l'arrhénal.

M. T..., quarante-cinq ans, habitant Castres, est atteint depuis son enfance d'un eczéma sec généralisé. Sa fille, âgée de dix-sept ans, souffre de la même affection. En mai 1901, le médecin leur conseille, pour la combattre, l'usage des cacodylates qu'il leur fait prendre en potion, par la bouche. L'éruption eczémateuse est, en effet, favorablement influencée par ce traitement, mais, au bout de quelques semaines, le père et la fille sont l'un et l'autre pris d'un sentiment d'extrême fatigue, de gastralgies, de douleurs de tête sensibles surtout dans la région occipitale, de lourdeur douloureuse dans la région rénale. Cet état se prolonge jusqu'au commencement de juillet dernier, où, par un heureux hasard, la communication que je fis à cette époque à l'Académie de médecine *sur la médication par l'arsenic latent*, communication analysée dans un journal politique, tomba sous les yeux de M. T..., et lui apprit que l'ingestion des cacodylates par la voie gastrique était souvent suivie d'albuminurie. Inquiet, M. T... fit alors examiner ses urines et celles de sa fille ; on trouva chez les deux des quantités notables d'albumine. Le médicament fut aussitôt abandonné. Quatre semaines après, l'albumine avait disparu des urines du père, mais elle persistait dans celles de la fille. Ces faits me furent communiqués à ce moment par M. T... lui-même, qui me demanda comment il pourrait, lui et sa fille, poursuivre, sans danger d'albuminurie nouvelle, le traitement arsenical qui semblait nécessaire pour combattre l'eczéma. J'envoyai à M. T... une petite provision d'arrhénal avec les indications voulues. Le nouveau sel arsenical fut pris par la bouche à la dose de 5 centigrammes par jour par les deux malades, et j'eus la satisfaction de constater, non pas seulement que l'eczéma s'effaçait chez eux, mais que l'albumine qui avait persisté jusque-là chez la fille diminuait peu à peu et disparaissait enfin de ses urines. Le 15 janvier, le père me confirme ces faits et ajoute que chaque poussée d'eczéma est aussitôt enrayée par l'arrhénal, sans qu'il survienne jamais d'albuminurie chez sa fille ou chez lui.

Ainsi, voilà deux cas d'albuminurie provoqués dans la même famille par l'ingestion des cacodylates et, chose intéressante, cette albuminurie disparaît sous l'action de l'arrhénal pris aussi par l'estomac. Cette différence d'effets sépare bien les deux médicaments, dont le second, le méthylarsinate, ne saurait par réduction dans le tube digestif donner cet oxyde de cacodyle si vénéneux, qui congestionne les reins et provoque l'albuminurie.

A propos du traitement cacodylique, j'ai dit ailleurs que les affections syphilitiques rebelles, aux 2e et 3e degrés, sont très favorablement modifiées par l'adjonction des cacodylates aux sels de mercure. Mais encore ici, lorsque le traitement doit se prolonger, l'absorption de cacodylates par la bouche devient un danger, et, si l'on ne veut pas être forcé à d'incessantes piqûres, il vaut mieux recourir à l'arrhénal. Voici un exemple de l'action de ce corps en association avec le mercure, dans une syphilis tenace.

Dans le service de M. A. Robin à la Pitié (Salle Serre), un homme de soixante-deux ans présentait au pharynx une ulcération syphilitique assez large envahissant les piliers du voile du palais. Le malade portait en même temps une vaste syphilide tertiaire sur la joue et la lèvre supérieure du côté droit. On lui administre à la fois, aux doses voulues, l'iodure de mercure et l'iodure de potassium ; mais les lésions ne s'atténuent que fort lentement. Cet état se maintenant, je demandai qu'on ajoutât au traitement spécifique 5 centigr. d'arrhénal à prendre quotidiennement par la bouche. Les effets en furent tout à fait remarquables : les lésions syphilitiques de la muqueuse et de la peau se modifièrent dès lors si rapidement que dix-huit jours après le début du traitement à l'arsenic, elles ne laisssaient plus que des traces. Le malade sortait guéri de l'hôpital.

Je ne sais si l'avenir donnera raison, en quelques cas, à l'emploi de l'arsenic latent dans les affections carcinomateuses. Mais il n'est pas permis d'oublier l'observation si extraordinaire de carcinomatose généralisée, traité par le cacodylate de soude, avec persistance et succès, par le Dr Pétrini, correspondant de cette Académie (1). Dans tous les cas, le traitement par l'arsenic latent donne aux malades atteints de cancer une résistance extraordinaire à la cachexie que développe cette affection (2). En voici encore un exemple : Une dame de cinquante ans atteinte de car-

(1) *Bulletin Académie médecine*, 7 août 1900, p. 203.

(2) Voir mes observations relatives au traitement du cancer. *Même Recueil.* Séance du 9 juillet 1901.

cinome de la colonne vertébrale consécutif à un cancer du sein deux fois opéré, a vu, sous l'influence de l'arrhénal, son état local et général s'améliorer dans une mesure considérable. Elle a retrouvé le sommeil, la sédation nerveuse, l'appétit, elle a repris des forces. N'est-ce pas déjà quelque avantage, dans ces cas à peu près désespérés, de pouvoir porter aux malheureux malades un peu de soulagement et d'espoir!

COMMENT IL FAUT EMPLOYER L'ARRHÉNAL

Le grand avantage du méthylarsinate disodique, et en général des sels dérivés de l'acide méthylarsinique et des analogues, c'est de pouvoir être indifféremment absorbés par la voie sous-cutanée, ou ingérés par la bouche, sans provoquer les dyspepsies, gastrites, renvois alliacés, congestions rénales, albuminurie, etc., qu'amène tôt ou tard l'ingestion des cacodylates par la bouche ou en lavements. Ces fâcheuses conséquences du traitement cacodylique mal appliqué se produisent toujours dès qu'on prolonge suffisamment cette médication par la bouche ou en lavements. Je viens de montrer que les arrhénates peuvent, au contraire, sans inconvénient, être ingérés, et se continuer avec les arrêts nécessaires, durant des mois, sans provoquer aucun effet stomacal ou rénal fâcheux, et qu'ils peuvent se donner par ingestion même quand il y a une légère albuminurie. Si l'on ne dépasse pas les doses que je vais indiquer, la tolérance du médicament est généralement parfaite : ni renvois, ni gastralgies, ni diarrhée, ni albuminurie. L'appétit revient très rapidement, la pression sanguine remonte, le malade sent renaître ses forces; il augmente vite de poids.

D'ailleurs, si, comme dans les cas des fièvres paludéennes graves ou les vomissements de la grossesse, il y a quelquefois avantage à donner ce médicament par la voie hypodermique, les injections sous-cutanées ne sont pas douloureuses et ne provoquent pas de réaction locale.

Ce ne sont pas là les seuls avantages des arrhénates. Aux doses médicamenteuses, ils sont souvent tolérés quand les cacodylates ne le sont pas, et ils sont toujours plus actifs qu'eux.

J'ai observé quelques rares sujets supportant très difficilement les injections cacodyliques ordinaires : ils présentent, à la suite des piqûres, de l'excitation nerveuse, un état de malaise général, de la congestion de la face, des bruits dans les oreilles; ils accusent de la lourdeur ou de la douleur de tête; ils ont quelquefois une fièvre passagère. Chose intéressante, ces réfractaires à l'arsenic latent pris sous forme cacodylique, ne le sont généralement pas si le même agent leur est présenté sous forme d'arrhénal. M. Letulle en a observé un cas très net dans son service de Boucicaut, en juin dernier. T..., atteint de bacillose au second degré, fut reconnu dans l'impossibilité de continuer le traitement cacodylique parce que ce malade présentait à un haut degré, après chaque piqûre, les malaises qu'on vient d'énumérer. Au contraire le méthylarsinate de soude pris par la bouche fut parfaitement supporté par lui. Ce malade s'en trouva si bien, qu'un mois après il sortait de l'hôpital beaucoup amélioré, sinon guéri.

Les arrhénates ont d'autres avantages encore. Ils réussissent surtout à donner un nouveau coup de fouet à l'économie, quand les cacodylates paraissent avoir épuisé, par accoutumance ou pour toute autre raison, leurs effets bienfaisants. J'en ai donné deux exemples qui m'ont été fournis par M. le Dr Pujade (Voir plus haut p. 13). Il s'agit dans le premier cas d'un tuberculeux au second degré, qui, après avoir vu s'épuiser au bout de deux mois l'action bienfaisante du cacodylate, finit par n'en plus tirer aucun profit. On recourut alors à l'arrhénal; grâce à cette substitution au cacodylate, ce malade reprit aussitôt de l'appétit et des forces et gagna de nouveau régulièrement 500 grammes par semaine, tandis que l'état du poumon s'améliorait très sensiblement.

Il s'agit dans le second cas d'une tuberculose fébrile au troisième degré. Chez ce malade, on l'a vu (p. 14), le cacodylate semblait exaspérer la fièvre. Sous l'action de l'arrhénal qu'on lui substitua, la température tomba de 39° et 39°5 à 37 degrés au maximum et s'y maintint. Le malade partit d'Amélie-les-Bains très sensiblement amélioré.

Doses. — Contre-indications. — A quelles doses convient-il de donner l'arrhénal? Chez l'adulte on peut, sans provoquer d'accidents toxiques, ou d'entérite, donner l'arrhénal jusqu'à la dose de 15 centigrammes et, chez quelques personnes, aller même jusqu'à 20 centigrammes, par jour. Mais ce sont là des limites qu'on doit rarement atteindre, car à ces doses élevées, qu'il serait imprudent de répéter longtemps; quelquefois même à 10 centigrammes, on fatigue le malade, et l'on perd le bénéfice du traitement. Il est rare qu'on ait intérêt à dépasser la dose de 5 centigrammes à laquelle, chez les tuberculeux en particulier, ce médicament possède son maximum d'action. Si l'on donne 10 centigrammes ou plus, il peut se produire quelques coliques pessagères, un peu de congestion de la face et du poumon, une sensation de refroidissement et de malaise, une légère fièvre même. Chez les tuberculeux fébriles la température, sous l'action des doses trop fortes, peut monter de un demidegré au moins. Dans ces cas, le poids des sujets diminue lentement. Mais si l'on supprime alors entièrement l'arrhénal, on voit les températures, que les trop fortes doses avaient relevées, *tomber au-dessous de ce qu'elles étaient avant le commencement de la médication.* Cette observation, que j'ai eu souvent l'occasion de faire au début de ces recherches, me convainquit bientôt de l'opportunité des faibles doses. Celle de 5 centigrammes, quelquefois même de 2 à 3 centigrammes par jour, m'a paru la plus efficace.

J'ai dit plus haut que M. Albert Robin était arrivé à la même conclusion par l'étude du chimisme respiratoire et l'observation clinique. L'arrhénal exerce donc une action modératrice des échanges s'il est pris à faibles doses, une action accélératrice, au contraire, à doses un peu élevées.

Les malades qui ont quelque temps reçu une dose d'arrhénal un peu trop forte (10 à 12 centigrammes) et qui, en raison d'une légère gastro-entérite ou pour toute autre cause, abandonnent momentanément cette médication, n'en conservent pas moins comme une sorte d'excitation qui retentit assez longtemps sur leur appétit et leurs forces, et se traduit le plus souvent par une augmentation de poids. (*Voir l'observation p.* 12.) J'ai fait la même remarque à popos des cacodylates (1).

Comme pour ces derniers, il faut surveiller l'emploi de méthylarsinate de soude chez tous les malades dont le foie est insuffisant (cirrhoses, congestions hépatiques, etc.), chez les cardiaques,

(1) Voir *Bulletin Académie médecine.* Séance du 2 juillet 1901.

les malades sujets aux hémorragies intestinales et pulmonaires. Mais même dans ce dernier cas, l'arrhénal peut être utilisé à faibles doses.

C'est un médicament sans odeur, presque sans goût, ne fatiguant pas l'estomac, accepté facilement par les dyspeptiques, par les hypo- et hyperchlorhydriques. Il doit être pris en mangeant. Il a sur la digestion une action excitante et non inhibitrice.

On peut le donner quatre à cinq jours de suite, en faisant toujours suivre d'un intervalle de repos égal le temps de la médication, puis recommençant.

Il ne faut pas donner ce médicament trop longtemps de suite, douze à quinze jours par exemple, même en diminuant les doses journalières, ou encore de deux en deux jours. Sous ces formes l'économie se surcharge toujours d'un excès d'arsenic qu'elle n'a pas le temps d'assimiler, d'utiliser ou d'éliminer.

Administré avec ces précautions, l'arrhénal peut être pris durant des mois, même par la bouche, sans provoquer ni dyspepsie, ni gastrite, ni odeur alliacée de l'haleine ou des sueurs (1), ni congestions rénales ou hépatiques, ni stéatose du foie. ni éruptions cutanées, ni paralysies, etc.

COMMENT AGIT L'ARRHÉNAL

Comme les cacodylates, l'arrhénal augmente rapidement l'appétit, stimule les forces du malade, fait monter la tension artérielle et multiplie activement les globules rouges du sang.

Ces signes sont les témoignages évidents d'une assimilation plus parfaite, d'une rénovation plus active, d'un rajeunissement des tissus.

L'élévation très rapide du nombre des globules rouges et du taux de l'hémoglobine, aussi bien que l'augmentation de poids des malades, en sont les preuves incontestables.

Sous l'influence de l'arsenic assimilable, le sujet consommant

(1) Voir *Bulletin Académie medecine*. Séance du 2 juillet 1901.

et introduisant dans la circulation une plus grande masse d'aliments, tous les principes urinaires augmentent chez lui simultanément. Chez les malades soumis à cette médication, le résidu total des urines, les matières organiques, l'urée, l'acide urique, les sels minéraux en général, les chlorures alcalins, l'acide phosphorique total, l'azote total, l'acidité urinaire montent rapidement. En même temps, chose remarquable, le rapport de l'azote de l'urée à l'azote total, ou *coefficient azoturique*, s'élève le plus souvent de 73 ou 75 à 85 et 90 p. 100, preuve d'une utilisation plus parfaite des aliments azotés qui subissent dès lors leurs dédoublements normaux jusqu'au stade de l'urée, avec production minimum des composés azotés intermédiaires doués généralement, comme on le sait, de propriétés offensives.

Quelquefois cependant (c'est surtout le cas chez les suralimentés), le coefficient azoturique peut s'abaisser légèrement, conformément à la règle qui veut que chez les sujets, malades ou bien portants, qui s'alimentent beaucoup, le rapport azoturique tende à s'abaisser, une partie des principes azotés alimentaires reçus en trop grande abondance n'étant pas entièrement conduits jusqu'au stade de désassimilation parfaite : urée, acide carbonique et eau.

Il suit de ces remarques, et particulièrement de la dernière, que, chez tous les malades soumis au traitement arrhénique, qui excite beaucoup l'appétit, il existe une proportion sensible de principes nutritifs, apportés par l'alimentation ambiante, qui restent en excès dans le sang et les plasmas organiques, principes tout prêts à être assimilés ou brûlés, et par conséquent aptes à protéger les matériaux faisant déjà partie des tissus eux-mêmes contre une désassimilation ou une destruction trop rapide. C'est cette *réserve* qui, particulièrement chez les tuberculeux soumis à la médication par l'arsenic latent, empêche leur rapide auto-consomption.

Chez les anémiés, les débiles, chlorotiques, diabétiques, nerveux, cachectiques, paludéens chroniques, etc., les quantités d'oxygène consommé par la respiration, et d'acide carbonique exhalé par les poumons, sont au-dessous de la normale. Chez ces malades, en même temps que l'oxygène absorbé et l'acide carbonique éliminé augmentent sous l'action du médicament arsenical, le coefficient respiratoire $\frac{CO^2}{O^2}$ se rapproche du type normal. On sait que chez les tuberculeux, les échanges respiratoires, loin d'être diminués, sont au contraire très exagérés. Ces échanges consomptifs sont généralement enrayés dans une large mesure chez les malades soumis à l'arrhénal. En voici deux exemples pris sur les malades cités dans le présent mémoire :

I. Tuberculose fébrile au deuxième degré. La maladie marche vers la guérison.

	Caractères normaux	Avant le traitement arsenical	Après un mois de traitement	Après deux mois de traitement
Poids du sujet	»	47k,9	48k	48k
Température	36°,6	39°	37°	37°,2
CO^2 par kilogr.-minute . .	4cc,2	10cc,6	9cc	9cc,0
O absorbé par le poumon, par kilogr.-minute . . .	5cc,15	13cc,9	9cc,6	11cc,1
Quotient respiratoire. . . .	0,83	0,76	»	»

Quotient respiratoire moyen durant le traitement : 0,89

II. Tuberculose apyrétique au troisième degré. Amélioration.

	Caractères normaux	Avant le traitement arsenical	Après un mois de traitement	Après deux mois de traitement
Poids du sujet.	»	45,3	45k,7	47k,9
CO^2 par kilogr.-minute . .	4cc,2	9cc,19	8cc,9	7cc,7
O absorbé par le poumon, par kilogr. minute . . .	5cc,15	12cc,2	11cc,0	10cc,1
Quotient respiratoire . . .	0,83	0,76	»	»

Quotient respiratoire moyen durant le traitement : 0,79

Il suit de ces nombres que quoiqu'un tuberculeux soumis au traitement arsenical consomme une plus grande masse d'aliments, les quantités absolues d'acide carbonique produit et d'oxygène absorbé par sa respiration diminuent généralement à la fois; mais pour une même quantité d'oxygène disparue dans le poumon, la quantité d'acide carbonique exhalée, qui était inférieure à la normale avant le traitement, se rapproche de la normale $\left(\frac{CO^2}{O^2} = 0,83\right)$ après le traitement. Dans les deux cas que nous venons de rappeler, nous avons obtenu, en effet, les coefficients respiratoires suivants :

	Avant le traitement.	Après le traitement.
I	0,76	0,89
II.	0,76	0,79
Moyennes. . .	0,76	0,84

Si le coefficient $\frac{CO^2}{O^2}$ s'élève sous l'influence de l'arsenic organique, c'est à-dire si la quantité d'acide carbonique produite augmente pour une même consommation pulmonaire d'oxygène, il faut que, sous cette influence, les oxydations dans les tissus se rapprochent du type normal et que les matières oxydables, particulièrement les substances ternaires, tendent à disparaître. C'est ce que démontre, en effet, chez ces malades, l'abaissement du rapport des matières ternaires aux matières organiques totales des urines. Ainsi, quoique, chez ces patients dont l'appétit augmente, l'apport par les aliments des matières ternaires s'élève beaucoup, celles-ci sont tellement bien détruites grâce au traitement arrhénique, que, loin d'augmenter, elles diminuent dans les urines. Cette remarque suffirait à expliquer l'action si remarquable de l'arsenic organique chez les diabétiques.

L'assimilation et la désassimilation, et, en particulier, l'oxydation des substances azotées non albuminoïdes et celle des principes ternaires, sont donc régularisées et favorisées chez les malades soumis à cette médication. Tel est le fait général qui ressort de ces données expérimentales et de leur discussion. Mais on peut aller plus loin, et se demander quel est le mécanisme intime qui préside à cette modification si favorable au métabolisme normal de la nutrition chez les sujets qui suivent le traitement arrhénique.

Il semble bien établi par l'expérience que lorsqu'on injecte dans le sang ou dans les tissus un poison minéral ou organique, ce poison se fixe principalement sur les globules blancs qui sont chargés d'en débarrasser l'économie. Ceci a été plus particulièrement démontré pour les sels de mercure et pour diverses matières organiques toxiques par M. Stassano, pour les composés minéraux solubles et insolubles de l'arsenic par M. Besredka. Si l'agent nocif peut être entièrement absorbé, détruit ou neutralisé par les globules blancs, l'économie n'en souffre que peu ou pas; mais le poison devient dangereux, si, étant en trop grande quantité, les lymphocytes, et particulièrement les grands mononucléaires, sont atteints et détruits eux-mêmes très abondamment, et si le composé toxique introduit ou formé dans les tissus, ne pouvant être tout entier neutralisé, il peut aller librement agir sur les divers organes.

Par conséquent, tout ce qui aidera l'activité ou multiplera le nombre des globules blancs, et surtout des grands mononucléaires à noyau polymorphe, globules reconnus les plus puissamment toxicophages, contribuera à régulariser le mouvement fonctionnel chez le malade porteur ou producteur de poisons, autonomes ou venus du dehors. Or, tel est bien le rôle des préparations d'arsenic organique : Chez les sujets auxquels on le donne à doses thérapeutiques, on voit les grands globules mononucléaires augmenter rapidement de nombre dans le sang, soit qu'ils s'y multiplient, soit qu'ils accourent des profondeurs des organes, comme attirés par une chimiotaxie positive puissante. De 1/2 p. 100 à l'état ordinaire, ils peuvent monter à 20 p. 100 et plus. Ils viennent débarrasser l'économie des détritus encombrants, des résidus azotés et ternaires qu'ils neutralisent ou qu'ils oxydent, et ils contribuent ainsi grandement au retour du fonctionnement normal.

Cette apparition des grands leucocytes mononucléaires en quantité relative énorme a été particulièrement observée par M. Besredka chez les animaux auxquels on injectait dans le sang des composés arsenicaux, et par M. A. Billet chez les paludéens auxquels on administrait le quinine ou l'arrhénal.

En même temps que les grands globules blancs mononucléaires augmentent de nombre, les hématies se reproduisent aussi avec une extrême rapidité dans le sang des malades soumis à la médication cacodylique ou méthylarsinique (Widal et Merklen, Chiapori, Billet). Or, les globules rouges sont chargés d'apporter l'oxygène aux tissus et de les purifier indirectement grâce à l'intensité de la vie aérobie qu'ils permettent.

Il n'y a d'ailleurs aucun doute que cette reproduction rapide des grands mononucléaires, et des hématies qui les accompagnent, ne soit la conséquence la plus directe de l'absorption de ces substances arrhénicales si maniables et si actives. En raison du rôle protecteur et vivifiant qu'elles jouent en excitant la mononucléose et les oxydations purificatrices, les préparations arrhéniques me paraissent devoir devenir une des armes les plus puissantes et les plus universellement applicables de la thérapeutique rationnelle.

SECOND MÉMOIRE

SUR UN TRAITEMENT SPÉCIFIQUE TRÈS PUISSANT DES FIÈVRES PALUDÉENNES

Au moment où les peuples de l'Europe établissent leurs colonies au sein des continents africain et asiatique, dans des pays souvent couverts de forêts et de marécages où le blanc est exposé aux coups de l'impaludisme et autres maladies fébriles, la découverte d'un spécifique aussi puissant ou plus puissant que la quinine, insuffisante quelquefois pour arrêter la fièvre dans ses états les plus graves ou les plus tenaces, serait évidemment un bienfait.

Tout le monde sait que depuis longtemps l'arsenic a été préconisé dans le traitement de la cachexie malarique. Même avant le quinquina, il y a trois siècles, Melchior Friccius le recommandait déjà comme le meilleur des remèdes alors connus (1). En 1786, Fowler publiait les succès de sa liqueur antifébrifuge. Au XIXe siècle, Fodéré, Lordat, et surtout les médecins militaires français Boudin (1842) et Sistach, prônèrent de nouveau le traitement de Friccius et de Fowler dans le paludisme. Mais la médication par l'acide arsénieux revêtit toujours un tel caractère d'incertitude dans ses effets, et de danger pour le malade, que ce médicament ne put jamais supplanter la quinine. Le principal promoteur de cette médication, Boudin, remarque d'ailleurs que *le degré d'efficacité des préparations arsenicales est*

(1) Il dit : *Experientia nos docebit arsenicum in febribus intermitentibus adhibitum, omnes eas dotes possidere quibus optima remedia prœdita esse debent.*

subordonné d'une manière manifeste à la constitution médicale régnante, en un mot que les effets de ces préparations sont variables et incertains.

Aussi voyons-nous notre collègue Léon Colin, dans son *Traité des fièvres intermittentes*, publié en 1870, se montrer très réservé sur l'emploi de l'arsenic; il le conseille seulement dans les cas de fièvres bénignes, qui ne réclament aucune précipitation thérapeutique, et le recommande surtout comme un *reconstituant dans les cachexies palustres* (1).

Dix-neuf ans après, dans leur grand ouvrage sur *Les maladies des pays chauds* (1889), MM. Kelsch et Kiener consacrent une demi-page à peine à la médication arsenicale *qu'ils réservent au traitement de l'anémie consécutive à l'intoxication palustre chronique* (2).

Enfin, M. Laveran, dans son traité *du paludisme* paru en 1898, écrit que « *les effets reconstituants* de l'arsenic administré à petite dose et longtemps, sont hors de doute, *mais que son action fébrifuge est très contestable,* et qu'aucun médecin consciencieux ne voudrait faire l'essai du traitement de Boudin dans les formes graves du paludisme » (3).

Ainsi, depuis le XVIIIe siècle, l'idée que l'arsenic pouvait, en dehors de son action tonique et reconstituante, avoir une vertu fébrifuge propre. avait peu à peu perdu toute faveur, et si on le donnait encore aux paludéens, c'était toujours accompagné ou précédé de la quinine.

Lorsqu'en 1898 je découvris les effets thérapeutiques généraux des cacodylates, je me rappelai cette tradition médicale, et j'essayai à mon tour d'appliquer l'arsenic, sous sa nouvelle forme, au traitement de la *cachexie consécutive* à la malaria. Dans ma première communication à l'Académie de Médecine, j'annonçais (4) que j'avais pu guérir des suites d'un impaludisme invétéré deux malades ayant contracté les fièvres l'un en Chine, en 1861, l'autre au bord des marais de la Méditerranée, tous les deux très anémiés, et repris de temps en temps d'accès larvés reparaissant à longues échéances. Depuis, M. le médecin-major A. Billet et M. Simonesco ont à leur tour prôné, au même point de vue, les

(1) L. Colin. *Traité des fièvres intermittentes*, p. 395 et 459, Paris, 1870.
(2) *Traité des maladies des pays chauds*, Paris, 1889, p. 871.
(3) A. Laveran. *Traité du paludisme*, Paris, 1898, p. 387.
(4) *Bull. Acad. Méd.*, 1899, 3e série, t. XLI, p. 610 (Note).

effets de ces cacodylates qu'ils considèrent comme de *bons agents réparateurs dans la cachexie consécutive à la malaria* (1). Mais la pensée que l'arsenic, même sous cette forme nouvelle, pût devenir un véritable spécifique de la fièvre intermittente, un succédané de la quinine, bon à administrer dans les cas aigus ou pernicieux, ne venait à personne, tant l'opinion de la spécificité exclusive des sels de quinine dans l'impaludisme, de leur nécessité presque absolue, paraissait établie sur des preuves définitives et sans nombre (2).

Pour moi, même après mes premiers essais de traitement *des suites de la malaria* (1898), j'ai passé près de deux ans à me faire à l'idée qu'on pourrait peut-être remplacer la quinine par les cacodylates ou toute autre combinaison organique où l'arsenic aurait perdu sa toxicité tout en conservant sa puissance médicatrice.

J'étais très désireux de tenter cette médication dans des conditions probantes et sans danger pour les malades. Après avoir fixé mon choix sur l'arrhénal ou méthylarsinate sodique, j'ai cherché à l'expérimenter en France chez les paludéens des bords de la Méditerranée et de l'Océan. Mais les fièvres se faisant rares dans notre pays et leur gravité n'étant pas toujours suffisante pour donner toute certitude d'efficacité du médicament, sur le conseil de notre savant collègue M. Laveran, que j'avais entretenu de mes entreprises, j'ai envoyé, sous le nom de *Sel arsenical B*, une petite provision de méthylarsinate sodique à M. A. Billet, médecin-major à l'hôpital militaire de Constantine, docteur ès sciences, dont les habitudes de précision scientifique et la haute compétence en tout ce qui touche au paludisme, et en particulier à la connaissance de ses hématozoaires, me donnaient toute garantie. Pratiquant dans un pays où les fièvres intermittentes règnent endémiquement et souvent sous des formes très

(1) Voir A. Billet. Congrès international de médecine, Août 1900, et *Le Paludisme. Contribution à l'étude de la fièvre intermittente quarte. — Bull. médical de l'Algérie*, Juillet et Août 1901.

(2) Au dernier moment, M. l'inspecteur général du service de santé des colonies, Kermorgant, me communique quelques essais heureux faits à Madagascar par M. E. Guérin, d'injections hypodermiques de liqueur de Fowler (6 à 8 gouttes) et d'antipyrine. Des résultats analogues avaient été obtenus au Dahomey en 1895 par le Dr Levrier. Ces deux médecins de marine semblent l'un et l'autre s'être bien trouvés de ces remarquables tentatives dans des cas très graves. Elles étaient passées tout à fait inaperçues.

graves, M. Billet était particulièrement bien placé pour suivre ces études. Il accepta d'autant mieux de m'aider dans ces recherches qu'il était chargé d'une enquête sur la nécessité d'introduire les cacodylates dans les hôpitaux de l'armée, et que je lui avais fait connaître l'analogie de composition et de propriétés physiologiques et thérapeutiques du *sel arsenical B* et des cacodylates.

Vu la gravité des affections paludéennes d'Afrique, et quoique l'arrhénal puisse être donné sans aucun inconvénient par la bouche, il fut convenu que ce sel serait administré aux malades à la dose de 5 à 10 centigrammes en injections hypodermiques qui sont très bien supportées, non douloureuses, et qui nous assuraient, chose très importante dans ce cas, une rapide et complète absorption du médicament.

Les résultats observés ont dépassé toutes mes espérances. *Les treize malades ainsi traités, et qui tous étaient restés réfractaires à l'action des sels de quinine à haute dose, furent tous rapidement guéris*; chez quelques-uns seulement il se produisit de légères rechutes, mais la maladie céda à de plus fortes doses du médicament.

On remarquera qu'il s'agit ici de fièvres paludéennes contractées et soignées dans le milieu africain qui leur imprime généralement un caractère particulier de gravité et que tous ces malades, traités jusque-là à la quinine, étaient en pleine période de retour d'accès *fréquents et graves*.

Voici quelques-unes de ces observations :

Obs. I. — Leut... a été atteint d'une première attaque de paludisme le 14 octobre 1901. D'abord quotidiens, les accès prirent, à partir du 20, le type tierce, avec paroxysmes arrivant à $t = 40°8$. Malgré l'emploi de la quinine à fortes doses (1 gr. 50) les rechutes se produisaient tous les huit jours environ. Nouvel accès, moins violent, le 16 janvier dernier, avec température de 38°6; il dure de 10 heures du matin à 6 heures du soir. A l'examen du sang, les hématozoaires de Laveran se présentent sous leur forme la plus petite. Ils sont peu nombreux. Le malade est très anémié.

Le 17 janvier, lendemain du dernier accès, à 9 heures du matin, en apyrexie, on fait une seule injection de 5 centigrammes de sel arsenical; vingt-quatre heures après, un examen microscopique minutieux permet de constater la disparition complète des hématozoaires spécifiques. La guérison s'est maintenue depuis.

Obs. II. — Dub... Première atteinte de paludisme le 10 septembre 1901. Accès très violents, quotidiens au début. Ils ne cèdent momentanément que par l'administration de 1 et 2 grammes de sulfate de quinine. Ils reviennent encore les 14 et 16 janvier. Température maximum, 39°4. Le 17 janvier à 9 heures du matin on injecte 5 centigrammes d'arrhénal. Le 18 tous les hématozoaires (grosses amibes pigmentées) ont disparu. Une seule injection a suffi. Apyrexie complète depuis lors.

Obs. III. — Geof... est atteint de paludisme depuis le 11 septembre dernier. Type tierce à rechutes fréquentes. La fièvre, très violente, monte à 40°8. Les hautes doses de quinine diminuent la force des accès, mais ne les suppriment pas; ils reparaissent tous les huit jours environ. Dernier accès le 16 janvier; température maximum, 38°2. Hématozoaires de petite forme assez nombreux, 4 à 5 par champ du microscope. Cachexie très marquée. Le lendemain du dernier accès, à 9 heures du matin, on fait une injection de 5 centigrammes du sel arsenical. Vingt-quatre heures après, le sang est examiné; les hématozoaires ont presque tous disparu, mais ils réapparaissent en assez grand nombre le 19, sans toutefois donner d'accès. On pratique alors une deuxième injection de 5 centigrammes d'arrhénal. Le lendemain on constate la disparition complète des hématozoaires spécifiques. La guérison s'est maintenue depuis.

Obs. IV. — Soul... Ce malade a eu sa première atteinte de paludisme le 1er octobre 1901. Les accès sont quotidiens, assez violents; les températures dépassent souvent 40 degrés. Malgré la quinine à haute dose, les rechutes sont fréquentes. La cachexie est très accusée. Un accès très violent se produit encore le 13 janvier. Il dure toute la journée. Maximum de température, 39°6. Les hématozoaires apparaissent dans le sang, nombreux et de petite forme.

Première injection de 5 centigrammes de sel arsenical le 19 au matin. Disparition graduelle des hématozoaires constatée le 19, puis le 20 janvier. Deuxième injection de 5 centigrammes le 21 à 9 heures. Disparition complète des hématozoaires. Guérison confirmée depuis.

Obs. V. — Argill... Première attaque de paludisme le 14 juillet 1901. *Accès quotidiens* violents arrivant à 40 degrés, résistant aux fortes doses de quinine. Rechutes fréquentes en octobre, novembre, décembre et janvier, toujours du type quotidien. Nouvel accès le 22 janvier, qui dure de 5 heures du soir au lendemain 9 heures du soir; température, 39°8. Hématozoaire de petite forme, avec croissants assez nombreux. Cachexie avancée. Première injection de 5 centigrammes d'arrhénal le 23 à 9 heures du matin en plein accès.

Deuxième injection le 24. Troisième le 25. Ces deux dernières injections de 75 milligrammes. A ce moment la disparition des hématozoaires semble complète. L'apyrexie se prolonge jusqu'au 28. Mais il y a un accès de force moyenne ce jour-là. On donne 50 milligrammes de sel arsenical le 29 et 75 milligrammes le 30, cette fois *par la voie gastrique*. Apyrexie depuis le 28 janvier.

Ici la fièvre a été plus tenace. Remarquons qu'elle était très violente et à type quotidien, type le plus réfractaire avec le type quarte, comme on le sait, à l'action de la quinine.

Obs. VI. – Enim... Premier accès de paludisme le 15 septembre 1901. Accès tierces dès le début, *à allures pernicieuses*, faisant monter la température à 40°8. On essaye en vain de les arrêter avec le sulfate de quinine à la dose de 1 gr. 50 par vingt-quatre heures. Rechutes graves et fréquentes en novembre, décembre 1901 et janvier 1902. Cachexie avancée. Le dernier accès précédant le traitement arsenical a lieu le 18 janvier, température maximum 39°7. Hématozoaires nombreux.

Première injection de 5 centigrammes d'arrhénal le 19 au matin en apyrexie. La dose est insuffisante ou trop tardivement appliquée, car l'accès revient dans la soirée du même jour et dure jusqu'au 20 au soir, avec une légère rémission dans la matinée. Seconde injection le 21 à 9 heures du matin en apyrexie. A cette date, on retrouve encore quelques hématozoaires dans le sang. Léger accès le soir du 21. D'où, nouvelle injection de 5 centigrammes les 22, 23 et 24. A partir du 21 on assiste à la disparition graduelle des hématozoaires. Elle est complète le 23. Apyrexie à partir du 22. Guérison confirmée depuis.

Obs. VII. — Roch... Ce malade a été atteint pour la première fois d'impaludisme le 30 septembre 1901. *Les accès sont quotidiens et très violents, à caractères pernicieux de forme typhique.* Ils sont subintrants et durent en général toute la journée avec de courtes rémissions le matin; température maximum, 40°9. Rechutes nombreuses jusqu'au 16 janvier, malgré de très fortes doses de sulfate de quinine.

A ce moment, la cachexie est profonde, les hématozoaires du sang sont très abondants, de petite forme, avec croissants.

Première injection d'arrhénal le 17 janvier à 9 heures du matin, deuxième le 19 à 10 heures du matin en apyrexie. Nouvel accès le 20 dans la soirée; température maximum 39°2. Troisième injection de 5 centigrammes de sel arsenical le 21 janvier. Nouvel accès les 21 et 22; d'où quatrième injection de 5 centigrammes ce jour-là. Tous les hématozoaires ont depuis disparu. Apyrexie complète à partir du 22 janvier.

Voici maintenant une observation de fièvre quarte guérie par l'arrhénal :

Obs. VIII. — Adolphe D... Première atteinte de paludisme, le 12 août ; type quarte. Traité par la quinine à haute dose, puis par le cacodylate de fer, comme tonique, le malade sort de l'hôpital en apparence guéri le 4 octobre. Rechutes du 10 au 19 novembre, puis en décembre. Rechutes nouvelles en janvier avec $t = 40°$, et malgré des doses répétées de quinine atteignant jusqu'à 2 grammes par jour.

A partir du 3 février, les accès, toujours de type quarte, deviennent particulièrement graves ; frissons violents et température se maintenant

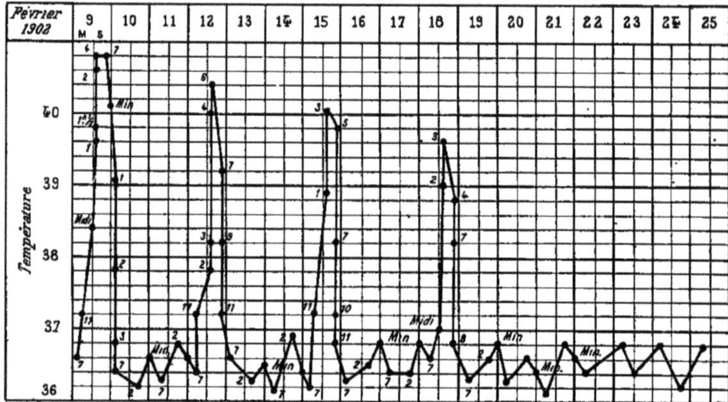

Action de l'arrhénal dans la fièvre quarte.

Après le grand accès du 9, où la température se maintient de 4 à 7 heures du soir à 40°,8, l'arrhénal a été donné pour la première fois à ce malade le 11 et le 12, retardant un peu seulement et diminuant, comme on voit, l'intensité de l'accès du 12. Mais à partir de ce jour, la courbe de température baisse régulièrement dans les accès du 12, du 15 et du 18 et tombe définitivement à l'apyrexie à partir du 19.

5 à 6 heures à 40°6 et 40°8. Céphalalgie pénible, sueurs profuses ; rate énorme et douloureuse. Nombreux hématozoaires endoglobulaires en rosaces à huit segments ; 3 400 leucocytes seulement par millimètre cube de sang. Le 11 février à 8 heures, en apyrexie, on donne au malade 5 centigrammes d'arrhénal ; on répète le 12. Accès quarte dans la soirée de ce jour, mais plus léger, $t = 40°4$. Les hématozoaires ont beaucoup diminué. Les 13 et 14, apyrexie ; on refait une injection de 10 centigrammes d'arrhénal. Le 15, petit accès court et moins accentué ; $t = 40°1$. On injecte encore 10 centigrammes d'ar-

rhénal au malade. Apyrexie les 16 et 17 février. Les globules rouges sont montés de 4 250 000 à 5 250 000; les leucocytes de 3 400 à 17 000. Le 18, très léger accès dans la soirée à peine perçu par le malade. Le 19, tous les hématozoaires ont disparu. L'apyrexie s'est maintenue depuis. Adolphe D..., ne ressent plus ni troubles, ni malaises. Dès sa sortie de l'hôpital, il a pu reprendre son travail.

La courbe que je donne ci-contre est celle des températures de ce malade à partir de l'accès qui a précédé le traitement à l'arrhénal. On voit les trois rechutes diminuer régulièrement d'intensité jusqu'à la disparition des hématozoaires et des accès quartes (1).

Ainsi, malgré l'emploi de doses un peu trop faibles de médicament, ce qui constituait une bonne règle de prudence dans ces premiers essais, tous ces malades, même ceux à accès quotidiens ou à type quarte, même ceux à caractères pernicieux, ont été guéris en une, deux, très rarement plus de trois injections, répétition qui n'eût probablement pas été indispensable si le sel arsenical eût été donné aux doses, bien supportées, de 10 et 15 centigrammes. Peut être 20 centigrammes seront nécessaires dans les cas les plus graves et il conviendra de les renouveler, par prudence, quelques jours après.

On a dit plus haut que chez aucun de ces malades la quinine, qui avait été précédemment employée chez tous à doses élevées, n'avait pu assurer la guérison et faire disparaître entièrement les hématozoaires. La médication arrhénique semble donc, au point de vue de sa spécificité et de son efficacité, plus puissante que la médication par la quinine elle-même.

Elle a sur elle d'autres avantages encore.

Contrairement à ce qui se passe quand on recourt aux préparations de quinine, l'estomac, au lieu de se délabrer de plus en plus, grâce à l'action répétée de cet alcaloïde donné à hautes doses, prend, par l'arrhénal, une vigueur remarquable. Dès le lendemain de leur dernier accès, les malades traités par le sel arsenical demandent à manger. L'état saburral de la langue a disparu ; les forces renaissent rapidement avec l'appétit.

Enfin, et c'est aussi un avantage considérable, la déglobulisation du sang, qui, chez les paludéens, augmente à chaque

(1) Cette observation inédite n'a pu être communiquée à temps à l'Académie de médecine. Nous ne citons pas ici, pour ne pas trop allonger ce mémoire, les observations de double tierce et triple quarte qui ont aussi cédé à l'arrhénal. Elles trouveront leur place dans un travail ultérieur.

accès et se poursuit encore sous l'action des fortes doses de sels de quinine, non seulement s'arrête lorsqu'on emploie l'arrhénal, mais est remplacée par une reproduction rapide des hématies. *En un mot, l'arsenic donné sous cette forme supprime entièrement et d'emblée l'anémie palustre.*

M. le Dr A. Billet a bien voulu compter les globules et apprécier l'hémoglobine de quelques-uns des malades soumis à ce traitement. Voici les résultats :

	NOMBRE DE GLOBULES ROUGES par millimètre cube de sang.			HÉMOGLOBINE en 100 de sang.	
	Avant l'injection.	24 h. après l'injection.	48 h. après l'injection.	Avant l'injection	De 24 à 48 h après
I. Leut. . .	3 596 000	3 956 000	4 120 000	12,3	13,2
II. Dub . . .	3 255 000	3 844 000	»	10,6	11,3
III. Geof. . .	2 740 000	3 317 000	3 420 000	12,2	12,7
IV. Soul. . .	3 844 000	4 423 000	5 022 000	12,5	13,2
V. Argill . .	3 487 000	4 123 000	»	13,2	13,7
VI. Enim . .	3 028 000	3 445 000	3 813 000	10,6	10,7
VII. Roch . .	4 340 000	4 805 000	4 867 000 [1]	12,6	13,1
VIII. Susch . .	3 131 000	3 534 000	»	12,6	13,1
IX. Adolphe .	4 030 000	4 805 000	5 425 000	13,5	14,5

Il résulte des observations de M. A. Billet, que sous l'influence du sel arsenical les globules mononucléaires, et particulièrement les grands mononucléaires, phagocytes spéciaux des hématozoaires du paludisme, augmentent rapidement dans le sang. Ils peuvent dépasser 68 p. 100, avec 28 p. 100, et plus, de grands mononucléaires. Ce remarquable phénomène s'observe aussi sous l'influence de la quinine. Le médicament arsenical semble donc agir par le même mécanisme que cette dernière substance.

Tous ces résultats sont donc fort encourageants, et autorisent à tenter cette médication dans les grands accès pernicieux de l'été.

Il reste à déterminer les doses les plus favorables. Celles employées jusqu'ici ont été notoirement et volontairement un peu faibles. Elles devront être augmentées, portées même à 20 centigrammes et au besoin renouvelées, lorsqu'il s'agira d'opposer aux grands accès malins un médicament que j'ai pu donner sans aucun inconvénient à ces doses, soit par la bouche, soit par la voie hypodermique (2).

(1) Malgré les deux accès survenus au cours du traitement arsenical.

(2) Les doses de 15 et 20 centigrammes ne doivent être données que dans les cas d'urgence et ne pas être répétées plus de deux à trois jours de suite.

Il conviendra de recourir aussi pendant quelque temps aux injections préventives renouvelées de 7 en 7 jours comptés à partir du dernier accès.

Il faudra examiner encore, parmi les préparations d'arsenic latent, y compris les cacodylates, les substances qui sont plus particulièrement actives dans l'impaludisme.

Enfin, je crois qu'il y a lieu d'étudier les effets de ces mêmes composés arsenicaux organiques dans les fièvres continues et dans les fièvres éruptives, ce que j'ai entrepris déjà avec l'un de nos collègues les plus distingués.

Mais à cette heure il me semble établi que dans les cas les plus ordinaires d'impaludisme l'action des sels à arsenic latent, et particulièrement celle du méthylarsinate disodique, offre sur l'emploi des préparations de quinine de très grands avantages.

Il n'est que juste de répéter encore, en terminant, que ces recherches sur la médication antimalarique n'ont pu être menées au point de certitude qu'elles représentent, que grâce à la savante collaboration de M. le Dr A. Billet, à qui je ne saurais trop exprimer toute ma gratitude.

Paris. — L. MARETHEUX, imprimeur, 1, rue Cassette.

www.ingramcontent.com/pod-product-compliance
Ingram Content Group UK Ltd.
Pitfield, Milton Keynes, MK11 3LW, UK
UKHW020446230726
13925UKWH00004B/1819

9 782019 260972